ઔષધ

મિહિર જાગૃતિ વોરા

Made with ♥ on the Notion Press Platform
www.notionpress.com

આ પુસ્તક હું મારા માતા પિતા , મોટા ભાઈ ભાભી અને નાની પ્રિય ભત્રીજી ને અર્પણ કરું છું .

સામગ્રી

પ્રસ્તાવના

આ પુસ્તક માં મારા આજકાલ દૈનિક માં આવેલા મારી કોલમ એક નઝર ના લેખ છે. ૨૦૦૫ થી ૨૦૧૪ સુધી મારા લેખ આ કોલમ માં આવ્યા હતા.

સ્વીકૃતિઓ

આ પુસ્તક માં મારા આજકાલ દૈનિક માં આવેલા મારી કોલમ એક નઝર ના લેખ છે આ માટે હું આજકાલ દૈનિક ના મેનેજમેન્ટ , તંત્રી , ટ્રસ્ટી અને તમામ પત્રકાર અને સ્ટાફ નો આભાર માનું છું .૨૦૦૫ થી ૨૦૧૪ સુધી મારા લેખ આ કોલમ માં આવ્યા હતા.

આ પુસ્તક માટે મેં વિવિધ લેખ આધારિત માહિતી વિકિપીડિયા ,લેખ ને લાગતા આવેલા વિવિધ અખબારી અહેવાલ અને જે તે લેખક ના લેખ ના સંદર્ભો નો સહારો લીધો છે તે સૌ નો હું આભાર માનું છું .

અનુક્રમણિકા

1

રસોડામાં વપરાતા અને ઘરગથ્થુ ઔષધો

મિત્રો રસોડામાં વપરાતા અને ઘરગથ્થુ ઔષધો વિસે જાણવુ જરુરિ છે આવો જાણિએ અને માણિએ આવાઘરગથ્થુ ઔષધોને. હળદર , હિંગ જેવું જ રસોડાનું એક અનિવાર્ય અને ઉત્તમ દ્રવ્ય છે.

હળદર. દાળ, શાક, કઢી વગેરે ખાદ્ય પદાથૉમાં હળદર તો વપરાતી જ હોય છે. રસોડામાં સૂકી અને લીલી એમ બન્ને જાતની હળદર વપરાતી હોય છે. રોજ હળદર ખાનાર વ્યક્તિના શરીરમાં ડાયાબિટીસ પ્રવેશતા ડરે છે.

હળદર અને આમળાનું ચૂર્ણ રોજ સવાર સાંજ ફાકવાથી પ્રમેહ નામનો વ્યાધિ કાબુમાં રહે છે. હળદરનો સૌથી મહત્ત્વનો ગુણ છે લોહીની શુદ્ધિ કરવાનો. પોતાના વર્ણને સુંદર રાખવા ઈચ્છતી વ્યક્તિએ હળદર અવશ્ય ખાવી. ખંજવાળ કે એવા કોઈ ચામડીના રોગમાં મીઠું મેળવ્યા વિના જ હળદરની કચુંબર ખાવી.

કશુંક વાગી જવાથી લોહી વહેતું હોય ત્યારે ત્યાં હળદર દાબી દઈને પાટો બાંધી દેવો. થોડી જ વારમાં લોહી નીકળતું બંધ થઈ જશે. મચકોડના કારણે કે કશુંક વાગી જવાથી સોજો આવેલ હોય તેના પર પાણી મેળવી ગરમ કરેલી હળદર લગાવવાથી સોજો દૂર થશે.

હળદર અને અજમો નાખી ગરમ કરેલું દૂધ પીવાથી તથા હળદર અને આદુના ટ્રકડા કરી કચુંબર રૂપે ખાવાથી શરદી, કફ તથા કફની ઉધરસ કાબુમાં આવે છે.કાકડા એટલે કે ટોન્સિલાઈટનું હળદર એક અકસીર ઔષધ છે. કાકડા થયા હોય એવા લોકોએ હળદર ખાસ ખાવી.

હળદર નાખેલું ગરમ ગરમ દૂધ પીવું. ચામડીને સુંદર બનાવવી હોય કે કાળાશને દૂર કરવી હોય તો હળદર, ચંદન અને જઠીમધનું ચૂર્ણ દૂધમાં કે પાણીમાં મેળવી ચહેરા પર કે આખા શરીર પર તેનો લેપ કરી અડઘો કલાક પછી સ્નાન કરવું.શીળસના કારણે ઢીમચાં થઈ જતાં હોય અને ખંજવાળ આવતી હોય તો હળદર તથા અજમો જૂના ગોળમાં મેળવીને

ખાઈ જવાથી લાભ થાય છે.

એજ રીતે હળદરના સંયોજનથી બનતું 'હરિદ્રાખંડ' નામનું ઔષધ પણ શીળસમાં અકસીર છે. હળદરના ગુણ ગણાવતી વખતે આયુર્વેદના આચાર્યોએ એને 'સર્વ કંડૂ વિનાશીની' એટલે કે ખંજવાળ દૂર કરનારી કહી છે.

હળદર જેવું જ આપણા રસોડાનું એક અગત્યનું દ્રવ્ય છે 'મેથી'. અમેરિકાના વિખ્યાત આહાર શાસ્ત્રી ડૉ. લેલોર્ડ કોડેલે લસણ-મેથી વિશે એક સ્વતંત્ર પુસ્તક લખી રસોડાના આ બન્ને દ્રવ્યોને ઉત્તમ ઔષધ તરીકે બિરદાવ્યા છે.

મેથીના સૂકા દાણા અને મેથીની ભાજી આ બન્ને આપણા રસોડામાં જોવા મળે છે. મેથીની ભાજીનો રસ, મેથીના ગોટા, મેથીના થેપલા અને મેથીની ભાજી કરીને પણ ખવાય છે.

આયુર્વેદની દ્રષ્ટિએ મેથી એ વાયુનું એક ઉત્તમ ઔષધ છે. પગની એડીમાં દુખાવો થતો હોય અને સવારે ઊઠ્યા પછી જમીન પર પગ માંડવાથી કાંટો કે કાંકરો ખૂંચતો હોય તેવું લાગતું હોય ત્યારે મેથી ફાકવાથી લાભ થાય છે.

મેથીને શેકીને મુખવાસ રૂપે પણ ખાઈ શકાય છે. મગ-મેથીનું કે લસણ-મેથીનું શાક વાયુના દરદીએ ખાસ ખાવું. કમરના દુખાવામાં, સંધિવામાં તથા સાંધામાં સોજા આવીને દુખાવો થતો હોય તેવા આમવાત વ્યાધિમાં મેથી ખાસ ઉપયોગી છે. દીવેલમાં સાંતળેલી મેથી થોડી સૂંઠ નાંખીને ફાકી જવાથી આમવાતમાં લાભ થાય છે.

મેથી અને પાપડનું શાક ખાવાથી કમર તથા સાંધાનો દુખાવો દૂર થાય છે. પ્રસૂતિ પછી સુવાવડી સ્ત્રીને મેથીના લાડુ તથા મેથીપાક ખવરાવવાની આપણે ત્યાં ખાસ પ્રથા છે.

પ્રસૂતા સ્ત્રીને મેથી ખવરાવવામાં આવે તો કમરનો દુખાવો, અશક્તિ તથા આખા શરીરમાં થતી તોડ દૂર થાય છે. આખી મેથી નાખેલું અથાણું ખૂબજ સ્વાદિષ્ટ હોય છે અને તે રુચિકર હોવાથી પાચન સુધારે છે. ગોળ નાખીને બનાવેલો મેથીનો ઉકાળો વાયુના દરદી માટે હિતકર ગણાય છે.

શિયાળામાં મેથીપાક ખાવાની આપણે ત્યાં ખાસ પ્રથા છે. આ પાકના સેવનથી શક્તિ તથા સ્ફુર્તિનો અનુભવ થાય છે. મેથીની સાથેનું વધારનું વપરાતું એક અગત્યનું દ્રવ્ય છે રાઈ. રાઈને 'ક્રિમિહૃત્' એટલે કે ક્રિમિને કે રોગના જંતુને હણનારી કહી છે. રાઈ ગરમ હોવાથી કફનો અને વાયુનો નાશ કરે છે.

આયુર્વેદના ગ્રંથોમાં રાઈને ખંજવાળ મટાડનારી અને જંતુનાશક હોવાથી ચામડીના રોગોને દૂર કરનારી કહી છે. આમવાતના કારણે સાંધામાં સોજો આવેલ હોય અને દુખાવો થતો હોય તો પીસેલી રાઈમાં ગૂગળ અને મેથી મેળવી બરાબર લસોટી દુખતા ભાગ પર તેનો લેપ કરવો.

શરીર એકદમ ઠંડું પડી ગયું હોય ત્યારે હાથ પગના તળિયે હળવે હાથે રાઈના તેલની માલિશ કરવાથી શરીરમાં ગરમાવો આવે છે. બગલમાં બાંબલાઈ થઈ હોય તો ગોળ અને ગૂગળમાં રાઈ વાટીને લેપ કરવો. મરી : આપણા વધારમાં તજ, લવિંગ, તમાલ પત્ર અને મરી પણ વપરાતા હોય છે.

શરદી, ઉધરસ તથા શ્વાસના દરદીએ મરી ખાસ ખાવા. લીલા મરીનું અથાણું લાવીને રોજ જમતી વખતે ખાવું. રોજિંદા ભોજનમાં રોજ પાંચ લીલા મરી ખાવાથી કોલેસ્ટરોલ કાબુમાં રહે છે.

કફની ઉધરસમાં ચપટીક મરીના ચૂર્ણમાં મધ મેળવી દિવસમાં ત્રણેક વાર ચાટી જવું. સૂંઠ, મરી અને પીપરના સમભાગે સંયોજનથી 'ત્રિકટૂ' બને છે. ચપટીક ત્રિકટૂ, ચૂર્ણ મધ સાથે મેળવીને ચાટી જવાથી શરદી, ઉધરસ અને શ્વાસ કાબુમાં આવે છે. આપણા રસોડામાં બીજું એક સૌથી અગત્યનું દ્રવ્ય છે લસણ.

આજકાલ અનેક સંશોધનો પછી હ્રદયરોગ અને કોલેસ્ટરોલ માટે લસણને એક ઉત્તમ ઔષધ તરીકે સ્વીકૃતિ મળી છે. લસણ પરમ વાતશામક છે અને વાયુના મોટા ભાગના રોગોમાં આહાર અને ઔષધરૂપે આપવા જેવું છે. લસણમાંથી જ 'લશુનાદિવટી' બને છે અને તે ગેસને દૂર ખરી પાચન સુધારી શરીરને સ્વસ્થ રાખવામાં મદદ કરે છે.

લસણ રસાયન, યૌવનપ્રદ અને બળવર્ધક છે. તેના નિયમિત સેવનથી પાચન સુધરે છે અને તેથી અજીર્ણ, અરુચિ, આમવાત, ગેસ, પેટનો દુખાવો તથા કબજિયાતને દૂર કરે છે. શરદી, શ્વાસ અને ક્ષયના દરદીએ પણ લસણનું સેવન ખાસ કરવું.લસણ દૂધ સાથે કે દૂધમાંથી બનતી વાનગી-ખીર, બાસુદી કે દૂધ પાક સાથે ન ખાવું.

ગોળ સાથે પણ લસણ વિરુધ્ધ આહાર બને છે. લસણ ગરમ ન પડે એ માટે ધીમાં કકડાવીને ખાવું. વાયુના દરદીએ લસણની ચટણી બનાવી તલનું તેલ નાખીને ખાવી. હાથપગમાં મચકોડ આવ્યો હોય, કમર દુખતી હોય કે શરીરમાં તોડ થતી હોય તો રોજિંદા ખોરાકમાં લસણનો ખાસ ઉપયોગ કરવો.

હાડકામાં તિરાડ પડી હોય કે ફ્રેક્ચર થયું હોય તેવા લોકોએ તો લસણ ખાસ ખાવું કેમકે તેનામાં 'અસ્થિસંધાનક' ગુણ છે. એના ઉપયોગથી હાડકું જલદી સંધાય છે. મસાલામાં વપરાતા ધાણા પણ આપણા રસાડોનું એક અગત્યનું ઔષધ છે. ધાણા જીરૂ મોટા ભાગે સંયુક્ત રીતે જ વપરાતા હોય છે.

આમ છતાં લીલા ધાણા - કોથમીર તો સ્વતંત્ર રીતે જ ઘર ઘરમાં વપરાય છે. કોથમીરનો દાળ શાકમાં લીલા મસાલા રૂપે ઉપયોગ થાય છે. મીઠો લીમડો, કુમળું આદું, લીલું લસણ, લીલા મરચાં અને કોથમીર આ રસોડામાં વપરાતો લીલો મસાલો છે. કોથમીર ઠંડી હોવાથી દાહ, તરસ, દૂઝતા મસા અને ગરમીના કારણે આવતા પિત્તજવર (તાવ)માં ઉપયોગી છે.

કોથમીર રુચિકર હોવાથી પાચન સુધરે છે. વિટામિન 'એ' એમાં પુષ્કળ પ્રમાણમાં છે.નસકોરી ફૂટી હોય કે ઝાડા-પેશાબ વાટે લોહી જતું હોય તો ધાણા, કાળી દ્રાક્ષ, ખાંડ અને અરડૂસીના રસનું શરબત બનાવી પીવાથી તાત્કાલિક પરિણામ મળે છે.

રસોડામાં વપરાતા આવા તો અનેક ઔષધ દ્રવ્યો છે. કોકમ, કુમળું આદું, મીઠો લીમડો, લીંબુ, ગોળ, લીલા શાકભાજી આ બધા આહાર દ્રવ્યો હોવા છતાં એનો ઔષધ તરીકે પણ ઉપયોગ કરી શકાય છે.

શરીરને નીરોગી રાખવામાં મરી મસાલા, શાકભાજી, અનાજ, કઠોળ, ધી, તેલ અને ફળ ફળાદિનો ફાળો ખૂબ જ મોટો છે.

જ્યા દાક્તરિ સલાહ નિ જરુર હોય ત્યા દાક્તરિ સલાહ ને અવગણસો નહિ. ઘરગથ્થુ ઔષધો નો અતિરેક નહિ પણ મર્યાદિત ઉપયોગ કરિને શારીરીક ઉપચારમાં સારા પરીણામ મેળવી શકાય છે.

2
સોજાની આયુર્વેદિક સારવાર

આયુર્વેદ પાસે સોજાની સફળ અને મૂળગામી સારવાર છે. પુનર્નવા એટલે કે સાટોડી એ સોજાનું ઉત્તમ ઔષધ છે. સાટોડીનો તાજો રસ કાઢીને પીવાથી સોજો મટે છે.

પુનર્નવાના તાજા મૂળનો ઉકાળો પીવાથી અને સોજાવાળા ભાગ પર મૂળનો ઘસારો અથવા લેપ લગાવવાથી સોજો કાબુમાં આવી જાય છે. આ સિવાય યોગરત્નાકર નામના ગ્રંથમાં સોજાના એક અસરકારક ઔષધ તરીકે પુનર્નવાદ્ય ચૂર્ણ ચૂર્ણનો ઉલ્લેખ છે.

આ ચૂર્ણમાં પુનર્નવા, દારૂહળદર, ગળો, પાઠા, સૂંઠ, ગોખરુ, હળદર, ઊભી ભોંયરીંગણી, બેઠી ભોંયરીંગણી, લીંડીપીપર, ચિત્રક અને વાસા (અરડૂસી) એમ ૧૩ જેટલા દ્રવ્યો સમાન ભાગે લેવાના હોય છે.

આ રીતે ચૂર્ણને બનાવીને ગૌમૂત્ર સાથે નિયમિત લેતા રહેવાથી સોજા તથા વ્રણ-શોથ મટી શકે છે. સોજા જેમ સ્વતંત્ર રોગ રૂપે થાય છે તેમ લાંબાગાળા સુધી ચાલતા કેટલાક રોગોના ઉપદ્રવ સ્વરૂપે પણ થાય છે.

પાંડુ એટલે કે એનિમિયા નામનો વ્યાધિ લાંબા સમય સુધી ચાલુ રહે તો દરદીના પગમાં, મોં પર અને શરીરના અન્ય ભાગોમાં સોજા આવી શકે છે. કોલેરા, જલોદર, ભગંદર, અર્શ, શ્વાસ, ખાંસી, તાવ, પ્રદર, શોષ, ઝાડાનાં કારણે પણ લાંબા ગાળે શરીર પર સોજાનો ઉપદ્રવ જોવા મળે છે.

આમવાત જેવા વ્યાધિમાં રોગના લક્ષણ સ્વરૂપે સાંધા પર સોજા આવી જાય છે. આવી સ્થિતિમાં એકલા સોજાની સારવાર પૂરતી નથી. મૂળ વ્યાધિની સારવાર કરવાથી સોજા પણ કાબુમાં આવી જાય છે. ચિકિત્સક પાસે નિદાનની સચોટ દ્રષ્ટિ અને શાસ્ત્રનું ઊંડુ અધ્યયન હોય તો પરિણામ જલદી મળે છે.

હ્રદય અને કીડનીના રોગોમાં પણ સોજા જોવા મળે છે. આધુનિક ચિકિત્સા પદ્ધતિમાં ટોન્સિલાઇટીસ, એપન્ડિસાઇટીસ, કોલાઇટીસ, મેનેન્જાઇટીસ, ફેરેન્જાઇટીસ, રુમેટોઇટ આર્થાઇટીસ ને સ્પોન્ડિલાઇટિસ વગેરે રોગોમાં કે જેમાં પાછળ 'આઇટીસ' શબ્દ લાગેલો

હોય છે તે જ તે અવયવમાં આવેલા સોજાનું સૂચન કરે છે.

શારંધર સંહિતામાં પુનર્નવાદિ કવાથ નામે બે ઉકાળા આપેલા છે જે સોજામાં ખૂબ સારું પરિણામ આપે છે.પહેલા ઉકાળામાં સાટોડી, હરડે, લીમડાની અંતરછાલ, દારૂહળદર, કડુ, પરવળ,ગળો અને સૂંઠ આ સર્વે ઔષધ સમાનભાગે લઇ અધકચરા ખાંડી એક બરણીમાં ભરી રાખવા. તેમાંથી ૨૫ ગ્રામ જેટલો ભૂકો લઇ બે ગ્લાસ પાણીમાં પલાળી ધીમા તાપે ઉકળવા દેવો. અને એકાદ કપ જેટલું પ્રવાહી બચે ત્યારે ઉતારી ઠરે એટલે ગૌમૂત્ર નાખીને પી જવો.

આ ઉકાળાના નિયમિત સેવનથી શરીરના કોઇપણ ભાગમાં સોજો આવેલો હોય તો દૂર થાય છે. આ સિવાય કમળો, શ્વાસ તથા ઉદરરોગ પણ મટે છે.સોજાના દરદી માટે દહીં અને મીઠું એકદમ અપથ્ય છે. પગમાં અને ચહેરા પર સોજા હોય તો રસોઇમાં પણ મીઠું ન નાખવું.

બીજો જે ઉકાળો છે તેમાં સાટોડીના મૂળ, દારૂહળદર, સૂંઠ, હરડે, ગળો, ચિત્રક, ભારંગમૂળ અને દેવદાર આ નવ ઔષધો સરખાભાગે લઇ અધકચરો ભૂકો બનાવી લેવો. આમાંથી ૨૫ ગ્રામ જેટલો ભૂકો લઇ વિધિવત્ કવાથ બનાવી સવાર-સાંજ પીવાથી હાથ, પગ, પેટ અને મોઢા પર આવેલો સોજો દૂર થાય છે.

આમવાતમાં સોજો દૂર કરવા માટે સાટોડીના પાનની ભાજી કરીને ખાવાનું કહ્યું છે. સાટોડી માટે સંસ્કૃતમાં 'શોફઘ્ની' અને 'શોથઘ્ની' પર્યાય મળે છે.

ચરકસંહિતામાં સોજા માટે પુનર્નવાદ્યરિષ્ટ અને ભૈષજ્ય રત્નાવલીમાં પુનર્નવાસવનો ઉલ્લેખ મળે છે. અને વ્યવહારમાં એ વપરાય છે. પુનર્નવાષ્ટક કવાથ પણ સોજા માટે ઉપયોગી છે.

આ સિવાય પુનર્નવા મંડૂર પણ સોજાનું એક અસરકારક ઔષધ છે.પુનર્નવા એટલે કે સાટોડીની જેમ ગોમૂત્ર પણ સોજાનું એક અસરકારક ઔષધ છે. ચરકસંહિતા અધ્યાય ૪માં મહર્ષિ ચરકે સોજાને દૂર કરી રોગમુક્તિ અપાવે એવા 'શ્વયથુહર દશેમાનિ' નામે દસ દ્રવ્યનો ઉલ્લેખ કર્યો છે.

ગોખરૂ, અરણી, બીલી, પાટલા, સ્યાનાક, કાસ્મર્ય, કંટકારી, બૃહતી, સાલાપણી અને પૃશ્રીપણી આમ આ દસ દ્રવ્યો સોજા માટે શ્રેષ્ઠ છે. મહર્ષિ ચરકે દશમૂલને પણ સોજો દૂર કરનારા કહ્યા છે.

સ્થાનિક કશુંક વાગી જવાથી સોજો આવેલ હોય તો સાટોડી, દેવદાર, સૂંઠ, સફેદ સરસવ અને સરગવાની છાલ આ પાંચ ઔષધ સરખા ભાગે લઇ કાંજીમાં લસોટી સોજાવાળા ભાગ પર લેપ કરવાથી દરેક જાતના સોજા દૂર થાય છે.

આ ઉપરાંત દશાંગલેપ અને લેપગુટી પણ સોજામાં સુંદર પરિણામ આપે છે.ગોમૂત્ર હરીતકી સોજાના દરદીને છૂટથી અપાતું હોય છે. હરડે અને (પીળી) કરેણ પણ સોજામાં સ્વતંત્ર અથવા તો યોગના રૂપમાં અપાય છે.

આયુર્વેદની દ્રષ્ટિએ મૂત્રલ તથા વિરેચક ઔષધો દ્વારા શરીરના એક ભાગમાં જળ તત્ત્વ અલ્પ કરીને સોજાને કાબૂમાં લાવી શકાય છે.શરીરના કોઇપણ ભાગમાં સોજો હોય

તો તેમાં 'ગુડાદ્રક પ્રયોગ' કરાવવો જોઇએ. પહેલા દિવસે ૧૦ ગ્રામ જેટલો ગોળ હોય તો એટલો જ સામે આદુંનો રસ મેળવી ખાઇ જવું.

બીજા દિવસે વીસ ગ્રામ ગોળ અને એટલો જ આદુંનો રસ લેવો. ત્રીજા દિવસે ત્રીસ ગ્રામ, ચોથા દિવસે ચાલીસ ગ્રામ એમ દસ દિવસ સુધી દસ દસ ગ્રામ વધારતા જઇ પ્રયોગ પૂરો કરવો. આ પછી ઉતરતા ક્રમમાં ફરી દસ ગ્રામ પર આવી જવું. આમ ચડતો ઉતરતો ક્રમ ચાલુ રાખી મહિનો થાય ત્યારે પ્રયોગ પૂરો કરવો.

પ્રયોગ ચાલુ હોય ત્યારે દરદીને માત્ર દૂધભાત આપવા એવું વિધાન છે.ત્રિફલાના ક્વાથમાં શિલાજિત મેળવીને આપવાથી પણ સોજો દૂર થાય છે. આરોગ્ય વર્ધિની, ચંદ્રપ્રભા અને પુનર્નવા મંડ્રૂરની બે બે ગોળી સવારસાંજ પુનર્નવાષ્ટક ક્વાથ સાથે આપવાથી સોજા ચમત્કારિક રીતે ઉતરવા લાગે છે.

દરદીને માત્ર દૂધ પર રાખીને આરોગ્ય વર્ધિની બે બે ટીકડી સવારસાંજ આપવાથી પણ લાભ થાય છે. ઊંટડીના દૂધનો પ્રયોગ સોજામાં તથા જલોદરમાં ખૂબ જ લાભદાયક છે. દરદીને માત્ર ઊંટડીના દૂધ પર રાખીને ૭થી ૩૦ દિવસ સુધી ઔષધપ્રયોગ કરી શકાય છે.

આહાર તથા પાણી બંધ કરીને કેવળ ગાયના દૂધ પર રાખીને પણ ચિકિત્સા કરી શકાય છે. સોજાની સારવાર દરમિયાન પેટ સાફ રાખવા માટે હરડે, ગરમાળાના ગોળમાંથી કોઇ પણ એક વિરેચક ઔષધ વાપરી શકાય છે.

સોજાના દરદી માટે દહીં અને મીઠું એકદમ અપથ્ય છે. પગમાં અને ચહેરા પર સોજા હોય તો રસોઇમાં પણ મીઠું ન નાખવું. હાંડવો, ઢોકળા, ખમણ, ઈડલી, ઢોંસા, ઉત્તપમ કે દહીંવડા જેવા ખાટાં અને આથો આવીને તૈયાર થતા હોય તેવા ખાદ્ય પદાર્થો બંધ કરી દેવા. શિખંડ, છાશ, ટમેટા, લીંબુ, આમલી જેવા ખાટાં પદાર્થો પણ સોજાના દરદી માટે અપથ્ય છે.

ફણગાવેલા કઠોળ કે ધાન્ય, સૂકવણી કરેલા શાક, ગ્રામ્ય અને આનૂપ માંસ, ગોળ, મેંદો, તલના ખાદ્ય પદાર્થો તથા મદ્યપાન પણ સોજાના દરદી માટે ત્યાજ્ય છે. સોજાના દરદીએ દિવસે ઊંઘવું નહીં.કાકડી, કુમળા મૂળા, ગાજર, લસણ, પરવળ, મગ અને કળથીનો સૂપ, જૂના જવ તથા જૂના ચોખા સોજાના દરદી માટે પથ્ય છે.

સાટોડીની તાજી .... સોજાના દરદી માટે પરમ પથ્ય છે.સોજાના દરદીએ રોજ સવારસાંજ અડધો કપજેટલું ગૌમૂત્ર પીવું જોઇએ. આયુર્વેદની દૃષ્ટિએ ગૌમૂત્ર પીવું જોઇએ. આયુર્વેદની દૃષ્ટિએ ગૌમૂત્ર પાચનશક્તિ વધારનારું, વિષઘ્ન અને ક્રમિનાશક છે. પાંડુરોગ કે ઉદરરોગ થયો હોય તેવા દરદી માટે ગૌમૂત્ર ઉત્તમ છે.

આ સિવાય ચામડીના રોગોમાં પણ ગૌમૂત્ર ખૂબ સારુંપરિણામઆપેછે.. જ્યા દાક્તરિ સલાહ નિ જરુર હોય ત્યા દાક્તરિ સલાહ ને અવગણસો નહિ. ધરગથ્થુ ઔષધો નો અતિરેક નહિ પણ મર્યાદિત ઉપયોગ કરિને શારીરીક ઉપચારમાં સારા પરિણામ મેળવી શકાય છે.

3

તાવને ભગાળતું ઔષધ એટલે કરિયાતું

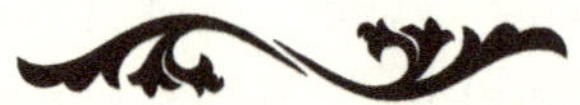

ઉત્તમ પ્રકારનું કરિયાતું હિમાલયની આજુબાજુ ૪ થી ૧૦ હજાર ફુટની ઊંચાઈ ઉપર થાય છે. આ કરિયાતું ગુણોથી ઉત્તમ ભરપુર હોય છે. એમા અગ્રસ્થાને આવે છે કડુ અને કરિયાતું બન્ને વાનસ્પતિક ઔષધો છે.

કડુ વધારે પ્રમાણમાં લેવાથી રેચક અસર વધારે થાય છે. કેટલાક ઘર એવા પણ જોવા મળ્યા છે કે, જ્યાં સવારમાં ચા કે કેસર પીસ્તાવાળા દૂધને બદલે કડુકરિયાતાનો ઉકાળો સવારમાં ફરજિયાત આપવામાં આવે છે.

આ ઉકાળો મને કે કમને કુટુંબના દરેક સભ્યને પીવો પડે છે. એક સર્વે મુજબ સવારના નિયમિત કડુકરિયાતનો ઉકાળો પીનારને કબજિયાત રહેતી નથી. ઋતુજન્યરોગો થતાં નથી.

પાચન સારું રહે છે. અરૂચિ નજીક આવતી નથી. ડાયાબીટીસ જેવા રોગો શરીરમાં પ્રવેશી શક્તાં નથી. કડુકરિયાતું સાથે લેવાથી એકબીજાના ગુણમાં વૃધ્ધિ કરે છે. આજે આપણે કરિયાતા વિષે થોડું વધારે વિચારીએ.કરિયાતાનો છોડ ૨ થી ૫ ફુટનો થાય છે.

હિમાલયની તળેટી અને આજુબાજુના પ્રાંતોમાં કરિયાતું આપમેળે વર્ષાઋતુમાં ઊગી નીકળે છે અને તેની ખેતી પણ કરવામાં આવે છે. વિશ્વમાં કરિયાતાની ૧૦૦થી વધારે જાત થાય છે. ઉત્તમ પ્રકારનું કરિયાતું હિમાલયની આજુબાજુના ૪ થી ૧૦ હજાર ફુટની ઊંચાઈ ઉપર થાય છે.

આ કરિયાતું ગુણોથી ઉત્તમ ભરપુર હોય છે. ઉત્તમ કરિયાતું નેપાળમાં પણ થાય છે. મહર્ષિ ચરક અને મહર્ષિ વાગ્ભટ્ટે દર્શાવેલ ગુણોવાળું કરિયાતું હિમાલયમાં જોવા મળે છે. આપણે ત્યાં ગુજરાતમાં અમુક ભાગમાં કરિયાતું થાય છે પણ તે ઉત્તમ પ્રકારનું નથી. કાલમેઘ નામનો વનસ્પતિક છોડ થાય છે એને પણ મોટું કરિયાતું કહે છે.

આ કાલમેઘને કરિયાતાની જગ્યાએ વાપરવામાં આવતું હોય છે. હિમાલયમાં થતું કરિયાતું મોંઘું આવે છે. એટલે બીજું સસ્તુ કરિયાતું વાપરવામાં આવતું હોય છે.હિમાલયમાં

થતું કરિયાતું મોઘું આવે છે. કરિયાતાનો એક ખાસ પ્રકાર છે. જેમાં કડવાશ નથી. આથી આ કરિયાતાને મીઠું કરિયાતુ કહે છે.

સસ્તું હોવાથી અસલી કરિયાતામાં ભેળસેળ કરવામાં આવે છે. ખુબ જ જાણીતા સુદર્શન ચૂર્ણમાં પચાસ ટકા કરિયાતું હોય છે. આ સુદર્શન ચૂર્ણમાં અસલી કરિયાતું વપરાતું હોય તો રામબાણ અસર કરે છે. તાવ અને શરદી માટે ઉત્તમ અને અકસીર ઔષધ છે. નિર્દોષ છે.

કરિયાતાને સંસ્કૃતમાં કિરાત-કિરાતતિકત, હિંદીમાં ચિરાયતા, અંગ્રેજીમાં ચિરેટા અને લેટિનમાં સ્વર્સિયા ચિરેટા કહે છે. રોગોને વેરણ છેરણ કરી દે તે કરિયાતું. શિતવીર્ય, સારક, સ્તન્યશોધક, રૂક્ષ, કડવું છે. ત્રિદોષ જવર, કફ, શ્વાસ, ઉધરસ, રક્તદોષ, દાહ, શોધ, કુષ્ઠ, કૃમિ વગેરેને મટાડે છે.

આ વનસ્પતિ એકલી ઓછી વપરાય છે. અન્ય ઔષધો સાથે મેળવી યોગ બનાવી વાપરી ચમત્કારિ પરિણામ મેળવાય છે. આ ઔષધ ઘરમાં વસાવવાથી રોજબરોજ અનુભવમાં રોગની ચિકિત્સામાં ઉપયોગમાં આવે છે. ખ્યાતનામ શ્રી બસુએ જણાવ્યું છે કે, કરિયાતાનો ક્વાથ કે ચૂર્ણ છ થી આઠ કલાક પાણીમાં પલાળી પછી ગળી ચોડી સાકર નાંખી પીવાથી કૃમિ નાશ પામે છે.

પાચન સુધરવાથી કબજિયાત મટે છે. લાંબો સમય સેવન કરવાથી ચામડીના ગંભીર રોગો મટે છે. કર્નલ શ્રી ચોપડાના મતે કરિયાતું ઉત્તમ એન્ટીબાયોટિક છે. કૃમિનો નાશ કરે છે. રોગપ્રતિકારક શક્તિ વધારે છે. ડૉ. શ્રી પ્રસાદ બેનજીના મતે કરિયાતું મેલેરિયા, ઇન્ફ્લ્યુએન્જા, ટાઈફોઇડ અને અન્ય પ્રકારના તાવમાં અત્યંત ઉપયોગી છે.

ડૉ. આર.એન.ખોરીના મતે કરિયાતું સારક અને તાવ મટાડનાર છે. ગર્ભિણીની ઉલટીને મટાડે છે. દાહ, ચામડીના રોગોમાં પણ અતિ ઉપયોગી છે. શક્તિપ્રદ છે. શરીર તપેલું રહેતું હોય, હલકો તાવ રહેતો હોય શરીરનો દુ:ખાવો અને અરૂચિ રહેતી હોય તો કરિયાતું, કફ, સૂંઠ, ખારેક અને કડાછાલ સમભાગે મેળવવું.

આમાંથી ૬ થી ૧૦ ગ્રામનો ઉકાળો સવાર સાંજ લેવાથી સારૂં થાય છે. ગાર્ડન વગેરે ફરવાની જગ્યાએ સવાર સાંજ ગાજર, આમળા, જુવારવિ.નોરસ વેચાતો હોય છે. ગાર્ડનના એક બે ચક્કર મારી લોકો ફ્રેશ થવા રસ પીતા હોય છે. આ રસ બેસ્વાદ હોતો નથી. મઝાની વાત એ છે કે,

આ જગ્યાએ કડુકરિયાતાનો કડવો ઉકાળો પણ વેચાતો હોય છે કેટલાક વિશેષ કાળજી રાખતાં લોકો આ ઉકાળો પાચનતંત્ર બરોબર રાખવા અને ટોનિક તરીકે પીતા હોય છે.

કેટલાક આયુર્વેદિક નિર્દોષ ઔષધો શહેરથી ગામડા સુધી ખૂબ જ જાણીતા હોય છે.

જ્યા દાક્તરિ સલાહ નિ જરુર હોય ત્યા દાક્તરિ સલાહ ને અવગણસો નહિ. ઘરગથ્થુ ઔષધો નો અતિરેક નહિ પણ મર્યાદિત ઉપયોગ કરિને શારીરીક ઉપચારમાં સારા પરીણામ મેળવી શકાય છે.

4

પગનો ઘસારો સારવાર

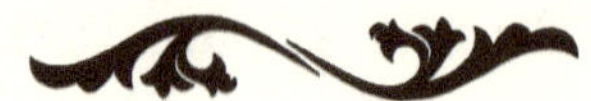

આ દુખાવો હવે મોટે ભાગે નાના થિ માંડિ ને મોટા બધામા જોવા મળે છે.પગના ઢીંચણનો ઘસારો થાય ત્યારે થોડું ચાલતાં પગમાં સખ્ખત દુ:ખાવો થાય, પગના સાંધામાં કટ-કટ અવાજ આવે,

પથારીમાંથી કે ખુરશી ઉપરથી ઊભા થતાં પગ જમીન ઉપર પડતાં અસહ્ય દુ:ખાવો થાય, પગના ઢીંચણની પગ સુધી દુ:ખાવો થાય, દારૂ પીઘેલ ચાલ લાગે, લાંબો સમયઊભા રહેવાથી સાંધા દુ:ખવા લાગે,

પગની પાનીમાં ઝણઝણાટી લાગે, દર્દીને રૂના ગાદલામાં ચાલતા હોય તેવો ભાસ થાય, પગમાં ખૂબ જ દુ:ખાવો રહે, રાત્રે સૂતા પણ પગ દુ:ખે, સંડાસમાં ઊભા પગે બેસતાં આંખમાંથી આંસુ નીકળી પડે તેટલું દર્દ થાય.

વઘેલું વજન ઉતારવા માટે કસરત કરવી અશક્ય બને. વિવિધ ચિકિત્સામાં દર્દનો દુ:ખાવાનો અભ્યાસ કરી દવા આપવાથી પગના ઘસારાનું દર્દ મટાડી શકાય. જેને દાક્તરિ ભાષામાઓસ્ટીઓ આર્થરાઈટીસ કહે છે.

ઢીંચણનો વા કે, ઢીંચણના સાંધાનો દુ:ખાવો કે જેને મેડિકલ ભાષામાં ઓસ્ટીઓ આર્થરાઈટીસ તરીકે ઓળખવામાં આવે છે, તેનાથી કોઈ અજાણ નથી. ૪૫-૫૦વર્ષ પછી લગભગ ૭૦ % વ્યક્તિઓ વત્તા ઓછા અંશે આ રોગથી પીડાતી હોય છે.

જેમણે પહેલેથી જ ખાવાપીવા અને કસરતમાં નિયમિતતા રાખી હશે અને વજન સંતુલિત રાખ્યું હશે એ જ આનાથી બચી શકે છે.ઓસ્ટીઓ આર્થરાઈટીસમાં ધુંટણના સાંધામાં રહેલો ગાદી જેવો ભાગ ઘસાઈ જાય છે. જેથી સાંધાના બે હાડકાં વચ્ચે ઘર્ષણ થાય છે. અને તેનાથી દુ:ખાવો ઉત્પન્ન થાય છે.

આરોગ વધતા તેની આજુબાજુના સ્નાયુઓને પણ નુકસાન પહોંચે છે. અને સ્નાયુઓ સુકાવા લાગે છે. જેના કારણે પગ સાવ જકડાઈ જાય છે અનેથોડું પણ હલનચલન જાણે અશક્ય બની જાય છે. દર્દી અપંગ જેવી સ્થિતિમાં આવી જાય છે.

મોટી ઉંમરે આ દર્દ થતાં સ્થિતિ લાચાર બની જાય છે.આ રોગનું નિદાન એક્સ-રે દ્વારા કરાવી શકાય છે. વિવિધ દવાઓ તમારા સાંધાના હાડકામાં કેલ્શિયમમાં જે ઘસારો પડયો

હોય તેની તમારા બંધારણ પ્રમાણે દવા લેતા અસરકારક પરિણામ મળે છે. આ ઉપરાંત બીજી પણ થોડી કાળજી રાખવી જોઇએ.

દુ:ખતા સાંધા ને આંચકો કે વધારે શ્રમ પડે એવા કામ ન કરવા, ધીમેથી ચાલવાથી કે સાયકલ ચલાવવાની કસરત કરવી. હળવા હાથે સરસીયા કે તલ તેલની માલીશ કરી શકાય.

વજન વધારે હોય તેમને આ દર્દ વધારે ત્રાસ આપે છે માટે વજન ઘટાડવા પ્રયત્ન કરવો.બેન્ઝાઇડ એસિડ, રસ્ટોકક્ષ વગેરે દવાઓ શરીરના સાધાઓની સ્થિતિ સ્થાપકતા વધારે છે. હાડકાંના ઘસારાને રોકે છે અને દર્દીને મન અને શરીરથી સ્વસ્થ બનાવે છે.

ઓસ્ટીઓ આર્થરાઈટીસમાં ઘુંટણના સાંધામાં રહેલો ગાદી જેવો ભાગ ઘસાઈ જાય છે. જેથી સાંધાના બે હાડકાં વચ્ચે ઘર્ષણ થાય જ્યા દાક્તરિ સલાહ નિ જરુર હોય ત્યા દાક્તરિ સલાહ ને અવગણસો નહિ.

ઘરગથ્થુ ઔષધો નો અતિરેક નહિ પણ મર્યાદિત ઉપયોગ કરિને શારીરીક ઉપચારમાં સારા પરિણામ મેળવી શકાય છે.

5

જૂના મુખપાકનો રોગ

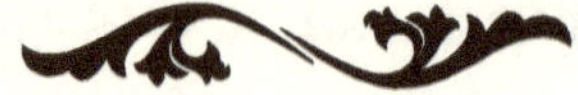

મુખપાક સામાન્ય રોગ હોવા છતાં કોઈ વખત જીવન નિરસ બનાવે છે કારણ કે, કોઈને મુખપાક જૂનો થવાથી મોનાં ચાંદા લાંબો સમય સુધી રૂઝાતા નથી. ખાવાપીવામાં ખુબ જ તકલીફ પડે છે.

એટલું જ નહીં પણ સ્વાદિષ્ટ અને મનગમતું ભોજન લઈ શકાતું નથી. પૌષ્ટિક આહાર પણ પૂરતા પ્રમાણમાં લઈ શકાતો નથી. જેથી નબળાઈ પાંડૂતા વગેરે લક્ષણો શરૂ થાય છે.

આ ઉપરાંત મોમાંથી દુર્ગંધ આવવાથી બાજુમાં ઉભેલી વ્યકિતને અરૂચી અને અણગમો પેદા થાય છે જેની દર્દીને ખબર હોતી નથી. પેટનાં કોઈને કોઈ રોગનાં પ્રતિબિંબ તરીકે મોમાં ચાંદા પડતા હોય છે.

આ રોગમાં વિટામીન્સ અને એન્ટીબાયૉટિક્સ લેવાથી થોડો સમય સારૂ થાય છે. થોડા સમય પછી પાછો હતા ત્યાંના ત્યાં. ગરમ વસ્તુ ખાવાથી કે, ગરમ પ્રવાહી પીવાથી મોમાં સોજો આવે છે.

ચાંદા પડે તેના અનેક ઉપાય છે પણ ઘર કરી ગયેલા મોનાં ચાંદાનો સફળ ઈલાજ ઘણાંને મળતો નથી. દવા કરીને થાકી ગયેલ દર્દીઓને અહીં આપેલ ઉપચાર કરી જોવા ભલામણ કરવામાં આવે છે.

ગરમ ચીજવસ્તુઓ ખાવાથી, ચાવવાથી, ચૂના તમાકુ મસળી ખાવાથી, તીખા રસવાળા પદાર્થી વધારે પ્રમાણમાં ખાવાથી નવી સોપારી ખાવાથી, વધારે ચૂનાવાળા તમાકુવાળા પાન ખાવાથી, વરાળ નીકળતી ગરમગરમ રસોઈ જમવાની ટેવથી, તીક્ષ્ણ વસ્તુ મોમાં જવા વગેરેથી મોની અંદરના પાતળા પડમાં સોજો આવે છે.

આ સોજા તરફ ધ્યાન આપવામાં આવે નહીં તો ચાંદા પડે છે. આ ચાંદા હોઠના ગાલના અંદરના ભાગમાં પડે છે. તાળવા અને જીભ પર પણ પડતા હોય છે. અનેક પ્રકારના તાવ, ઓરી અને હોજરી અને આંતરડાંના રોગોમાં ઉપદ્રવરૂપે મોમાં ચાંદા પડે છે.જૂની કબજિયાત અને જૂના મરડાનાં દર્દીને આ રોગ અવારનવાર થઈ આવે છે.

જેથી ખાવાપીવાની શોખીન વ્યકિતઓનું જીવન કેવું રસહીન થઇ જતું હશે એની કલ્પના કરવાની જ રહી. કોઈ દર્દીને મુખની ચોકખાઈ નહીં રાખવાથી, દાંતમાં પાયોરિયા જેવા રોગ થવાથી પણ મોમાં ચાંદા પડે છે.

આયુર્વેદની દ્રષ્ટિએ પિત્ત અને વાયુ વધારનાર ખોરાક વિશેષ પ્રમાણમાં લેવાથી અને પિત્તવાત વિકારને કારણે થતાં પેટનાં રોગોનાં લક્ષણરૂપે મોમાં ચાંદા પડે છે. આ રોગની યોગ્ય ચિકિત્સા નહીં કરવાથી અને પથ્ય ખોરાક નહીં લેવાથી રોગ જૂનો થઇ ત્રાસ આપ્યા કરે છે.ચાંદાના રોગમાં મૂળ કારણ શોધવામાં ન આવે તો આ રોગ લાંબો સમય ચાલે છે.

તમાકુ, મસાલા, પાન ખાવાવાળા દર્દીઓને આ રોગ થવાની શકયતા વિશેષ રહે છે એટલે ચૂનાવાળી વસ્તુઓ તેમજ તમાકુ ત્યજવી. મોની સફાઈ બરોબર રાખવી, દાંતમાં રસી હોય કે, સડો હોય તો એનો ઇલાજ બરોબર કરાવવો. મોને પાવડરથી કે પેસ્ટથી દિવસમાં ત્રણ વખત સાફ કરવું.

રોગની અવસ્થામાં પ્રવાહી પિત્તશામક આહાર લેવો.રોગ નવો હોય અને સ્થાનિક કોઈ કારણસર મુખપાક થયો હોય ત્યારે ત્રિફળાનાં કવાથનાં સવાર-સાંજ કોગળાં કરવા અને દિવસમાં ત્રણ-ચાર વખત ચોકખુ ઘી લગાવવું અને પ્રવાહી ખોરાક લેવો. આનાથી થોડા જ દિવસમાં સારૂ થાય છે.

કોઈ વખત આ રોગમાં અનેક ઉપચાર કરવા છતાં સારૂં થતું નથી અને અવારનવાર ત્રાસ આપ્યા કરે છે. આ રોગ જૂનો થાય ત્યારે એનું મૂળ મોટાભાગે પેટમાં હોય છે. આ ઉપરાંત અજ્ઞીર્ણના દર્દીને પણ આ રોગ સતાવ્યા કરે છે. મૂળ રોગની ચિકિત્સામાં ધ્યાન આપવું અને સાથે સાથે અહીં આપેલ ઔષધો ધીરજપૂર્વક લેવાથી સારૂ થાય છે.

યષ્ટીમધુ ૧ ગ્રામ, પુષ્યાનુગ ૧ ગ્રામ, પ્રવાલપિષ્ટ ૨ રતિ, ચંદ્રકલારસ ૧ રતિ, આરોગ્યવર્ધની ૨ રતિ આ બધું મેળવી સવાર સાંજ દૂધ સાથે લેવું. ઉપર એક ચમચી ઉત્તમ પ્રકારનો ગુલકંદ લેવો. સારિવાધાસવ ચાર ચમચી અર્ધા કપ પાણીમાં મેળવી બપોરે અને સાંજે જમ્યા પછી લેવો.

દિવસમાં ત્રણ વખત પંચવલ્કલ કે, ત્રિફળાનાં કવાથનાં કોગલા કરવા. કોગલા કર્યા પછી ચોકખું ઘી કે મધ ચાંદા પર લગાવવું અને થૂંક બહાર કાઢવું. ખોરાક પિત્તશામક લેવો. પેટ સાફ રાખવું, આટલું કરવાથી જૂના મોનાં રોગમાં કાયમી સારૂં થશે.તમાકુ, મસાલા, પાન ખાવાવાળા દર્દીઓને આ રોગ થવાની શકયતા વિશેષ રહે છે.

એટલે ચૂનાવાળી વસ્તુઓ તેમજ તમાકુ ત્યજવી.ખાવાનાં ઔષધો ઉપરાંત ચમેલીના પાનના ઉકાળાથી દિવસમાં બે વખત કોગલા કરવાથી જૂના મુખપાકમાં પણ કાયમી સારૂં થાય છે. જ્યા દાક્તરિ સલાહ નિ જરુર હોય ત્યા દાક્તરિ સલાહ ને અવગણસો નહિ.

ઘરગથ્થુ ઔષધો નો અતિરેક નહિ પણ મર્યાદિત ઉપયોગ કરિને શારીરીક ઉપચારમાં સારા પરીણામ મેળવી શકાય છે. લીમડાના દસ તાજાં પાનમાં બે ગ્રામ નમક નાખીને તથા તલનું તેલ અધી ચમચી નાખીને લસોટીને પેસ્ટ બનાવવાની.

એ પેસ્ટ દિવસમાં બે ટાઈમ દાંત-પેઢા પર હળવા હાથે ધસવાની. ઘસ્યા પછી થૂંક્યા કરવાનું. પાંચ મિનિટ બાદ કોગલા કરવાના.

પેટની સફાઈ માટે હીમેજનું ચૂર્ણ રોજ રાતે દોઢ ચમચી જેટલું પાણી સાથે ફાકી જવાનું. દિવસનાં કંઇપણ ખાધા-પીધા, પછી પાણીના કોગળા સારી પેઠે કરવાના : બે ટાઈમ બ્રશ કરવાનું મોંમાં ભોજન પછી કોગળા, પછી એલચીનો દાણો રાખીને ચાવવાનો. આ ઉપચારથી મોંની દુર્ગંધ વાસ મટે છે.

જ્યા દાક્તરિ સલાહ નિ જરુર હોય ત્યા દાક્તરિ સલાહ ને અવગણસો નહિ. ઘરગથ્થુ ઔષધી નો અતિરેક નહિ પણ મર્યાદિત ઉપયોગ કરિને શારીરીક ઉપચારમાં સારા પરીણામ મેળવી શકાય છે.

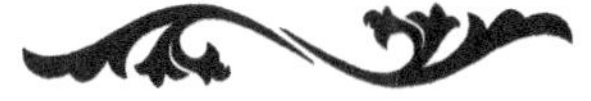

6
શીતળ ચંદન

ઉનાળાની ઋતુમાં વધતાં તાપમાન સામે સ્વાસ્થ્યનું સંતુલન જાળવી રાખવું અનિવાર્ય છે. એ માટે શીતળ ચંદનના આ ઋતુકાળમાં થતાં ઉપયોગો વિષેના લાભ અને તેના ફાયદા જાણવા જરુરિ છે.

દક્ષિણ ભારતમાં, મૈસૂર તથા કોઇમ્બતુરમાં ચંદનના વૃક્ષ ઉગાડી તેની પધ્ધતિસર ખેતી કરવામાં આવે છે. ચંદનના વૃક્ષ ઘણા ઊંચા હોય છે. વીસેક વર્ષ પછી તેના કાષ્ઠમાંથી સુગંધ પેદા થાય છે.

વૃક્ષના પાન, પુષ્પ, છાલ વગેરેમાં કોઇ સુગંધ હોતી નથી. માત્ર તેના કાષ્ઠમાં મનમોહક સુગંધ રહેલી છે. આખા વિશ્વમાં મૈસૂર ચંદનના ઉત્પાદન અને ગુણવત્તાની દ્રષ્ટિએ મોખરે છે.

ચંદનના કાષ્ઠમાં રહેલી અદ્ભુત સુગંધ તેમાં રહેલા ઉડ્ડયનશીલ તેલ, ટેનિક એસિડ, આલ્ડીહાઇડ્સ અને કીટોન જેવા રાસાયણિક સંયોજનને આભારી છે. ચંદન કાષ્ઠમાંથી ચંદનનું તેલ બનાવવામાં આવે છે.

જે વિદેશી બજારોમાં ઓઇલ ઓફ સેન્ડલવુડના નામે ઓળખાય છે. ગુજરાતીમાં ચંદનને સુખડના નામથી ઓળખવામાં આવે છે.

ગરમી - તડકામાં ફરવાથી માથુ ચડતું હોય, માથામાં સતત દુ:ખાવા સાથે ઉબકા અને ઉલટી થતી હોય તેવી વ્યક્તિઓએ ચંદનને પથ્થર પર ઘસી તેનો લેપ કપાળ અને લમણા પર લગાવી રાખવો. ઉપરાંત પથ્થર પર ઘસેલા એક ગ્રામ ચંદનનું ખડી સાકર ઉમેરેલા ઠંડા દૂધ સાથે સેવન કરવું.

ગરમીમાં થતાં તાપોળિયા કે ગૂમડા પર ચંદનનો ઘસારો ચોપડવો., દૂઝતા હરસ પર ચંદનનો ઘસારો લગાવવો., ઊંચી ગુણવત્તાવાળા ચંદનના તેલના બે ટીપાં એક મોટી ચમચી દૂધમાં મેળવી બાળકોને આપવાથી એમની સૂજી જતી ઇંટી તથા મૂત્રમાર્ગની બળતરામાં ફાયદો થાય છે.

પાકતી ઇંટી પર ચંદનનો લેપ પણ કરવો. ગરમીને કારણે આખા શરીરમાં દાહ-બળતરા થતાં હોય, ડાયાબીટીસને કારણે હાથ-પગના તળિયા બળતાં હોય, તાપને લીઘે

રાત્રે ઊંઘ ન આવી અકળામણ, મૂંઝારો થતો હોય, સંતાપ રહેતો હોય, વારંવાર ગુસ્સો આવતો હોય, સ્વભાવ ચીડીયો થઇ જતો હોય એવી વ્યક્તિઓએ નીચે જણાવેલી રીત પ્રમાણે શુધ્ધ ચંદનનું શરબત બનાવી દિવસમાં બેથી ત્રણ વખત લેવું.

ચંદનનું આ શરબત સ્વાસ્થ્ય માટે ઘણું ઉપયોગી છે. આ શરબતના સેવનથી શરીરમા વધતાં એસિડ્સનું શમીકરણ થાય છે. બરોળ અને લીવર જેવાં અવયવોની કાર્યક્ષમતા સુધરે છે,

હ્રદયને આશ્વાસન મળે છે. વૃધ્ધો, બાળકો અને સ્ત્રીઓ સર્વે માટે ચંદનના આ શરબતનું સેવન ઘણું ઉપયોગી થઇ રહેશે.દસ ગ્રામ ચંદન કાષ્ઠને પથ્થર પર પાણી ઉમેરતા જઇ ધસતા રહેવું. આમ કરવાથી ધસાયેલું ચંદન લુગદી જેવું થઇ જશે.

એની સાથે પચ્ચીસ ગ્રામ ખસના મૂળિયાનું ચૂર્ણ, પચ્ચીસ ગ્રામ સૂકવેલા ગુલાબની પત્તીનું ચૂર્ણ, પાંચ ગ્રામ ઈલાયચી અને જરૂર મુજબ ખડી સાકર ઉમેરીને ત્રણ લીટર પાણીમાં આખી રાત પલાળવું. સવારે મલમલના બારીક કપડાથી ગાળી કાચની સ્વચ્છ બાટલીમાં ભરી લેવું.

રૂચિ અનુસાર આ શરબતનું સેવન કરવું.જે સ્ત્રીઓને માસિક પુષ્કળ પ્રમાણમાં ઘણા દિવસો સુધી આવતું હોય, વારંવાર મૂત્રમાર્ગના ઈન્ફેકશન - ઉનવા જેવી સમસ્યા થતી હોય તેમના માટે આ શરબતનું સેવન અમૃતતુલ્ય છે.

હોજરીનું ચાંદ એસીડીટી, ભોજન બાદ થતી છાતીની બળતરા પર આ શરબતનુંસેવન-વિશેષકરીને ઉનાળાના દિવસોમાં રોજ કરવું જોઇએ.

જ્યા દાક્તરિ સલાહ નિ જરુર હોય ત્યા દાક્તરિ સલાહ ને અવગણસો નહિ. ઘરગથ્થુ ઔષધો નો અતિરેક નહિ પણ મર્યાદિત ઉપયોગ કરિને શારીરીક ઉપચારમાં સારા પરીણામ મેળવી શકાય છે.

7

ડીપ્રેશન

'ડીપ્રેશન'થી પીડાતી વ્યક્તિઓમાં અમુક વૈચારિક નબળાઈઓ ખુબ સામાન્ય હોય છે અને આ અવસ્થામાં પોતાની જાતને મદદ કરવા ઈચ્છતી દરેક વ્યક્તિએ આ નબળાઈઓ ઉપર કાબુ મેળવવો જરૂરી હોય છે.

આ પૈકી એક મહત્ત્વની નબળાઈ એવી ભૂતકાળ વાગોળવાની વૃત્તિની વાત આપણે કરી.મનની નકારાત્મક અવસ્થા સાથે સંકળાયેલી બીજી મહત્ત્વની નબળાઈ છે વિચારોમાં જડતા.

સામાન્ય રીતે હતાશ વ્યક્તિઓ તેમના વિચારોને જડતાપૂર્વક પકડી રાખવાનું અને તેમની માન્યતાઓને દ્રઢતાપૂર્વક વળગી રહેવાનું વલણ ધરાવતી હોય છે.

એથી'ય એક ડગલું આગળ વધીને કહીએ તો પોતાના વિચારોમાં કે માન્યતાઓમાં જડતાભર્યું વલણ ધરાવતી વ્યક્તિઓ જ્યારે હતાશ થાય ત્યારે તેમનું ડીપ્રેશન વધુ ઘેરું અને હઠીલું હોય છે.

વિચારોમાં જડતાને કારણે વ્યક્તિ તેના નકારાત્મક વિચારોને બદલવા સરળતાથી તૈયાર થતી નથી અને સરવાળે તેમના મનની હતાશા દૂર કરવા માટે જરૂરી એવા હકારાત્મક વિચારો તે સહેલાઈથી અપનાવી શકતી નથી.

આ વ્યક્તિઓ જીવનના પ્રસંગો, ઘટનાઓ, સગાંઓ કે કુટુંબીઓ વગેરે પ્રત્યે પૂર્વગ્રહ ધરાવતી હોય તો તેને જડતાપૂર્વક પકડી રાખે છે અને સરવાળે પોતે આક્રોશવાળી દુખી રહે અને બીજાને દુખી કરે!

'ડીપ્રેશન'માં પોતાની જાતને મદદ કરવા ઈચ્છતી દરેક વ્યક્તિએ પોતાના વિચારોમાં રહેલી જડતા અંગે વાકેફ બનવું જરૂરી છે. પોતાના વિચારોનું આત્મવિશ્લેષણ કરી પોતે કઈ બાબતો, પ્રસંગો, ઘટનાઓ કે વ્યક્તિઓ પ્રત્યે જડતાભર્યું વલણ ધરાવે છે

તેની નોંધ લેવી જરૂરી છે. આ નોંધના આધારે નક્કી કરવું જોઈએ કે તેનું આ વલણ તેના 'ડીપ્રેશન' સાથે કેટલું અને કેવી રીતે સંકળાયેલું છે?! દા.ત. ઘણીવાર હતાશ વ્યક્તિને મનમાં એમ હોય છે કે કોઈને એની પડી નથી.

કોઈ એને પ્રેમ કરતું નથી. એ કોઈ કામની નથી. એના જીવનમાં હવે કશું સારું બનવાનું નથી વગેરે જેવા અસંખ્ય વિચારો ઘર કરી બેઠા હોય, તેને સાબિત કરતી ઘણી દલીલો કરતા હોય પરંતુ આ વિચારો બદલવા લેશમાત્ર માનસિક તૈયારી ના હોય.

જરૂરી નથી કે તેમના આ વિચારો ખોટા હોય પરંતુ સાચા હોય તો પણ શું?! ઉદાસીન રહેવાથી, આક્રોશ વ્યક્ત કરવાથી, તેને જડતાપૂર્વક વળગી રહેવાથી પરિસ્થિતિ બદલાશે?!

સમાજ તો એ કેળવવાની કે આવા વિચારો સાચા હોય કે ખોટા, માનસિક સ્વસ્થતા માટે નકામા છે અને તેને જડતાપૂર્વક વળગી રહીએ તો નુકસાન આપણું જ છે.

તેમાંથી બહાર નીકળવા અને હકારાત્મક અભિગમ કેળવવા સતત પ્રયત્નશીલ રહેવું જોઈએ. ગમે તેટલું દુ:ખ અનુભવ્યું હોય કે લાગણીઓ દુભાઈ હોય પરંતુ એ વાતને જડતાપૂર્વક પકડી રાખીને જીવનમાં હકારાત્મક બની શકાય?!

વાસ્તવમાં તો એમાંથી તમારે જીવનમાં કે વ્યવહારમાં શું શીખવાનું છે તે શીખીને આગળ વધવું પડે. સતત એને તમારા માનસપટ ઉપર જીવતું રાખીને નકારાત્મક લાગણીઓથી વિશેષ તમે શું પામી શકો?વ્યક્તિઓ પ્રત્યેના પૂર્વગ્રહો એ એક પ્રકારની વૈચારિક જડતા જ છે.

જ્યારે એ તમારા મનની સ્થિતિ ઉપર અસર કરે ત્યારે એ અંગે પણ ગંભીરતાપૂર્વક વિચારવું જોઈએ. જે વ્યક્તિઓ દૂરની છે તેમાં ખાસ વાંધો ના પણ આવે તેમ છતાં'ય પૂર્વગ્રહો હમેશા તમારા મનની નકારાત્મકતા વધારનારા હોય છે.

તમારા મનની હતાશા કે નકારાત્મકતા તગેડવા તમારે તમારા વિચારોને અને વ્યવહારમાં દરેક તબક્કે ઘણા ફેરફારો કરવા પડે પરંતુ જો તમે 'જડતા' દૂર ના કરી શકો તો ફેરફારને કોઈ અવકાશ રહેતો નથી.

વિચારો કે વ્યવહારમાં જડતા તળાવના બંધિયાર પાણી જેવી છે તેમાં નકારાત્મક ની લીલ ઉગતા અને દુર્ગંધ ફેલાતા વાર નથી લાગતી. જ્યારે આ જ પાણીની જડતા ને યોગ્ય જગ્યા મળે તો એ વહેવા માંડે છે અને લીલ-દુર્ગંધનો સફાયો થવા માંડે છે.

જ્યા દાક્તરિ સલાહ નિ જરુર હોય ત્યા દાક્તરિ સલાહ ને અવગણસો નહિ. ઘરગથ્થુ ઔષધો નો અતિરેક નહિ પણ મર્યાદિત ઉપયોગ કરિને શારીરીક ઉપચારમાં સારા પરીણામ મેળવી શકાય છે.

સંદર્ભઁ:"માનસ"-હંસલ ભચેચ